TRAITEMENT DE L'AVORTEMENT INCOMPLET (1)

par Ch. Maygrier,

Accoucheur de Larihoisière.

Dans une intéressante communication faite, le 13 mai 1897, à la Société obstétricale et gynécologique de Paris, M. Doléris a remis en discussion le traitement de l'avortement incomplet, dont il s'était déjà beaucoup occupé antérieurement (2). Son argumentation a porté sur deux points principaux. D'une part, il s'est montré de nouveau partisan de l'intervention d'une façon générale. D'autre part, il a préconisé l'usage des instruments, écouvillons, curettes, pinces, employés judicieusement suivant les cas, de préférence au curage digital.

Il a relaté, à l'appui de ses assertions, une statistique de 59 cas d'avortements, observés par lui dans son service d'accouchements à la Pitié, dont 26 terminés spontanément et 33 artificiellement, avec une morbidité insignifiante.

L'occasion m'a paru propice pour apporter à mon tour à cette question encore si discutée du traitement de la rétention du placenta abortif des documents recueillis à la Maternité de Lariboisière, où j'ai observé un grand nombre d'avortements depuis mon entrée dans ce service, c'est-à-dire à partir du 1er janvier 1895.

J'ai pu réunir 275 observations se rapportant pour la plupart à des avortements ayant eu lieu au troisième et au quatrième mois, c'est-à-dire aux époques où la rétention placentaire est la plus fréquente. Ces observations se répartissent ainsi : 120 pendant l'année 1895; 126 en 1896; 29 pendant le premier trimestre de 1897.

Sur ces 275 avortements, 176 se sont terminés spontanément, et 99 ont nécessité une intervention opératoire.

Examinons successivement ces deux catégories de faits :

1° **Avortements terminés spontanément.** — Des 176 femmes

---

(1) Communication faite à la Société obstétricale et gynécologique de Paris, le 8 juillet 1897.

(2) Doléris, *Bullet. et mém. de la Soc. Obst. et Gyn. de Paris*, 11 mars 1886, et *Nouvelles Archives d'oöstétrique*, 1886, p. 318.

chez lesquelles l'expulsion du placenta s'est faite spontanément, il y en a eu 145 qui se sont présentées à l'hôpital dès le début de leur accident, et chez lesquelles on a pu par conséquent suivre toutes les phases de la fausse couche. Les 31 autres sont arrivées à la Maternité de Lariboisière, ayant déjà expulsé l'embryon ou des débris ovulaires en ville, et ayant encore dans l'utérus le délivre entier ou des fragments de placenta.

Parmi ces dernières, une femme nous a été envoyée d'un service voisin, ayant fait complètement sa fausse couche, et en proie à une septicémie grave, à laquelle elle a succombé le soir même de son entrée dans le service d'isolement.

A part cette malade, aucune des autres ne présentait d'accidents véritables, ni hémorrhagie, ni signes d'infection. La conduite tenue a été l'expectation, sous le couvert, bien entendu, de l'antisepsie la plus rigoureuse (injections vaginales fréquentes, et au besoin intra-utérines, pansements vulvaires, etc.). L'expulsion spontanée du délivre a eu lieu dans un laps de temps qui a varié de quelques heures à deux ou trois jours au maximum.

Je dois noter que parmi ces avortements qui se sont terminés ainsi spontanément sans complications, il y en a eu 4 gémellaires (4 sur 176).

Les suites de couches ont été normales. Une femme a succombé à une tuberculose déjà avancée.

En résumé, sur ces 176 avortements spontanés, il y a eu 2 morts : l'une par septicémie, la femme nous ayant été amenée mourante, l'autre par tuberculose pulmonaire.

174 femmes ont quitté l'hôpital bien portantes.

2° **Avortements dans lesquels il y a eu intervention.** — 99 femmes ont subi des manœuvres opératoires diverses.

Chez 55 d'entre elles on s'est borné à faire le curage digital et l'écouvillonnage.

Chez les 44 autres, on a pratiqué le curettage de l'utérus.

C'est surtout ici qu'il importe de faire une distinction entre les femmes qui sont entrées dès le début de leur avortement, et celles qui sont arrivées ayant déjà commencé leur fausse couche au dehors.

Les premières ont été seulement au nombre de 26, dont 17 ont subi le curage digital et 9 le curettage.

Les autres ont été en proportion bien plus considérable : 73 dont 38 ont subi le curage digital et 35 le curettage.

Cette différence très notable dans la marche des interventions s'explique par ce fait que les femmes qui arrivent du dehors in-

complètement délivrées présentent des accidents, dus au manque
de soins antérieurs convenables, bien plus souvent que celles qui
peuvent être suivies à l'hôpital pendant toute la durée de leur
avortement.

Je ne veux pas entrer ici dans l'exposé des motifs qui m'ont
déterminé à intervenir chez chacune de ces femmes, car j'établirai
plus loin les indications qui me guident en pareil cas. Je ferai
seulement remarquer que la plupart d'entre elles présentèrent
des accidents plus ou moins graves tels que des pertes de sang et
des phénomènes d'infection.

Quoi qu'il en soit, sur ces 99 femmes 6 ont succombé dans les
conditions suivantes :

A l'autopsie de deux d'entre elles on a trouvé une perforation
siégeant au niveau du fond de l'utérus avec péritonite circons-
crite à ce niveau, perforation à laquelle les manœuvres employées,
bien que faites avec prudence, n'ont certainement pas été étran-
gères. L'une de ces femmes n'avait cependant subi qu'un simple
nettoyage de la cavité utérine avec un tampon de ouate montée
sur une pince. L'autre avait été curettée. Ces deux femmes étaient
d'ailleurs arrivées à l'hôpital dans un état extrêmement grave,
ayant le facies péritonéal, une température élevée, et profondé-
ment infectées. L'observation de l'une d'elles a été présentée par
M. Schwab (1), qui était alors mon interne, à la Société obstétricale
en 1895 et elle a fait l'objet d'une discussion sur l'origine de la
perforation. Les deux faits ont d'ailleurs été rapportés in extenso
dans la thèse du Dr Lucas (observations XVI et XVII, p. 53 et suiv.)

La troisième femme qui est morte, avait quitté le service sur sa
demande, ayant encore des accidents fébriles, elle rentra peu
après dans un service de chirurgie, où elle fut opérée d'une salpingite et succomba.

Les trois autres décès sont dus à l'infection. Deux femmes
étaient arrivées à l'hôpital déjà atteintes de septicémie grave,
contre laquelle tout traitement est resté impuissant. La troisième
qui avait été en ville l'objet de tentatives d'avortement provoqué
avouées par elle, était également infectée à un haut degré et n'a
pu être sauvée.

En résumé, sur 275 femmes entrées à l'hôpital pour avortement, 268 sont parties en bon état, 93 d'entre elles ayant eu à

---

(1) SCHWAB. Cas de perforation très probablement traumatique de l'utérus.
(*Bull. et mém. de la Soc. obst. et gyn. de Paris*, 12 décembre 1895.

subir une intervention opératoire pour l'extraction de débris placentaires.

8 sont mortes : 1 de tuberculose pulmonaire ; 1 d'une salpingite opérée ultérieurement ; 2 de perforations probablement traumatiques de l'utérus ; 4 d'infection. Toutes ces femmes nous étaient arrivées déjà malades, et dans des conditions qui ne laissaient aucun espoir de les sauver.

Les résultats que je viens d'exposer sommairement démontrent bien que, dans un grand nombre de cas (176 fois sur 275), la rétention du placenta après l'avortement ne s'accompagne pas d'accidents quand on a soin de faire de l'antisepsie, et que l'expulsion du délivre a souvent lieu spontanément au bout de quelques heures. Cependant, si j'estime qu'on doit s'en tenir à l'expectation tant que l'utérus continue plus ou moins lentement, mais sans accidents, son travail d'expulsion, et si je me sépare ainsi des interventionnistes à outrance, je ne méconnais nullement la nécessité d'intervenir dans bien des circonstances. J'estime, en effet, qu'une intervention rapide peut seule enrayer les dangers et les accidents de la rétention. Les 93 cures que j'ai obtenues sur 99 cas en sont la preuve.

INDICATIONS DE L'INTERVENTION. — Quelles sont donc les indications qui doivent motiver une intervention ? Sans vouloir discuter les différentes opinions des auteurs à cet égard, je me bornerai à indiquer ici mes idées personnelles ; elles ont d'ailleurs été récemment exposées, d'une façon très détaillée et avec de nombreuses observations à l'appui, dans la thèse de doctorat d'un de mes anciens externes M. Lucas (1), à laquelle j'ai fait allusion plus haut. Elles peuvent se résumer ainsi : il y a lieu d'intervenir :

1° Toutes les fois que la rétention s'accompagne d'accidents, tels qu'hémorragies, fièvre, odeur des lochies, signes d'infection, même légère.

2° Dans les cas de placentas multiples. J'ai montré, en effet, que dans les avortements gémellaires, la rétention prolongée du délivre peut donner lieu rapidement aux accidents les plus graves, en raison du volume considérable de la masse placentaire qui l'expose davantage à la putréfaction (2).

3° Dans certains cas où l'on a des doutes sur l'origine de l'avor-

(1) Ch. LUCAS, *Etude sur le traitement de la délivrance de l'avortement incomplet*, Thèse Paris, 1896.
(2. MAYGRIER et DEMELIN. *Etude clinique sur l'avortement multiple* (Archives de Tocologie, février 1892, p. 81.)

tement, et où il y a lieu de supposer qu'il est le résultat de manœuvres abortives. A la suite de ces manœuvres, pratiquées en général sans aucune précaution antiseptique, l'infection est fréquente, et il me semble prudent d'agir vite, même en dehors de tout accident apparent, et de prévenir l'infection probable par l'évacuation et le nettoyage précoces de la cavité utérine.

4° Toutes les fois enfin, tout au moins dans la pratique hospitalière, que la rétention se prolonge au delà de trois ou quatre jours, bien que sans accidents, lorsqu'il n'y a plus de tendance à l'expulsion et que le col se referme. Dans ces conditions, en effet, les femmes sont très difficiles à garder à l'hôpital ; elles se sentent bien et exigent leur exeat, échappant ainsi à toute surveillance. Il n'est pas rare alors qu'elles soient prises brusquement, au bout d'un temps variable, d'hémorragies formidables qui accompagnent l'expulsion tardive du délivre, et qui peuvent mettre leur vie en danger. J'ajoute, sans y insister, que ces femmes sont encore exposées aux suites éloignées de la rétention du placenta, sur laquelle on a récemment appelé l'attention : production de môle hydatiforme, de déciduomes, etc.

Ma conduite se résume donc à intervenir dès que le moindre accident apparaît, ou est à craindre, ou lorsque la rétention se prolonge outre mesure, et que le col a tendance à se refermer.

J'aborde maintenant la question de la nature de l'intervention.

Deux méthodes principales sont en présence. L'une consiste à évacuer le contenu de l'utérus avec les doigts, à faire le *curage digital*, l'autre à pratiquer cette extraction à l'aide d'instruments, et particulièrement de la curette. Examinons les inconvénients.

Curage digital. — Je commence par déclarer que je considère le curage digital comme le procédé d'extraction par excellence du placenta abortif ou de ses débris. Mais il est certaines règles dont l'opérateur ne doit jamais se départir. Il faut se garder, avant tout, d'un curage incomplet. On ne devra pas se borner, comme on le fait trop souvent, à explorer la cavité cervicale, et à extraire une portion de délivre engagée dans le col; c'est là une manœuvre sur les dangers de laquelle MM. Tarnier et Budin ont depuis longtemps attiré l'attention.

Il faut, de toute nécessité, que le doigt puisse pénétrer dans la cavité utérine tout entière, et en atteindre tous les points, afin de la vider complètement. Il est indispensable pour cela, que le col soit assez ouvert pour permettre facilement l'introduction d'un ou de deux doigts dans l'utérus. La première chose à faire est donc de dilater le col s'il ne l'est pas suffisamment ou s'il est

refermé. Dans ce dernier cas, on pourrait être obligé de recourir
à l'emploi des tiges de laminaire pour commencer; mais, habi-
tuellement, le col est resté perméable, et on peut procéder à sa
dilatation par des procédés plus rapides. Bien que MM. Chaleix-
Vivie et Audebert (1), dans le remarquable mémoire qu'ils vien-
nent de publier sur le traitement de l'avortement incomplet, se
déclarent opposés à l'emploi des ballons, je dois avouer que je
me suis servi plusieurs fois avec succès, dans ces circonstances,
de ballons de Champetier de Ribes ou de Boissard de petit
calibre, et cela surtout lorsque le col paraissait très résistant.
Dans la majorité des cas, on peut pratiquer la dilatation extem-
poranée, à l'aide des bougies de Hegar. Mais je pense qu'il faut
proscrire absolument les dilatateurs métalliques à deux ou trois
branches. C'est un point sur lequel je reviendrai.

Une autre condition indispensable pour bien pratiquer le
curage digital est d'endormir la malade, afin de supprimer à la
fois la douleur et la résistance de la paroi abdominale.

L'opération en elle-même est alors des plus simples. Tandis
qu'une main comprimant la région hypogastrique abaisse forte-
ment l'utérus, un ou deux doigts de l'autre main pénètrent dans
sa cavité, et pratiquent le décollement et l'extraction du placenta
ou des cotylédons qui y sont retenus. Dans les cas exceptionnels
où on ne réussit pas avec le doigt seul à détacher des fragments
trop adhérents, on peut avoir recours dans ce but à la curette,
qu'on doit toujours avoir à sa portée ; mais on s'en servira avec la
plus grande prudence : c'est ainsi qu'on aura soin de l'introduire
en la guidant sur le doigt, dont le contrôle ne devra jamais lui
manquer.

Quand le décollement est achevé, il n'est pas toujours facile
d'entraîner le délivre au dehors, surtout lorsque les fragments
sont un peu volumineux ; ils flottent alors dans la cavité utérine
et fuient sous le doigt. Pour en amener la sortie, il est inutile de
se servir de pinces dont l'emploi n'est pas toujours inoffensif. Il
suffit d'avoir recours à une petite manœuvre manuelle indiquée
par M. Budin. Elle consiste à comprimer l'utérus entre deux doigts
introduits dans le cul-de-sac postérieur du vagin et l'autre main
appuyant sur la face antérieure de l'utérus à travers la paroi
abdominale ; le placenta, ainsi exprimé, vient tomber dans la
main de l'opérateur.

Une fois le curage digital opéré, il faut procéder au nettoyage

____

1. CHALEIX-VIVIE et AUDEBERT. *Traitement de l'avortement incomplet*, Paris
Masson, 1896.

de la cavité utérine, et pour cela l'écouvillonnage, imaginé par M. Doléris, est un moyen précieux. On pourra se servir des écouvillons en côtes de plumes présentés par M. Budin à la dernière session de la Société obstétricale de France ; ils sont plus résistants que les écouvillons ordinaires. Imbibé de glycérine créosotée au tiers ou à moitié, l'écouvillon, en même temps qu'il cautérise et antiseptise la surface interne de l'utérus, achève de détacher les derniers débris ovulaires et la caduque. Il donne, suivant l'expression pittoresque de M. Doléris, le coup de balai de la fin. Finalement, on irrigue l'utérus avec une solution antiseptique et on le tamponne ainsi que le vagin avec de la gaze iodoformée. Toute cette technique est aujourd'hui bien connue, et je n'insiste pas davantage.

Curage instrumental, curettage. — Le curettage de l'utérus est une opération trop connue pour que je m'arrête à le décrire. On le fait ordinairement suivre, comme le curage digital, d'un écouvillonnage et d'un tamponnement iodoformé. Il est tout particulièrement préconisé dans le traitement de l'avortement incomplet par M. Doléris, et par MM. Chaleix-Vivie et Audebert. Toutefois, ces derniers auteurs insistent à maintes reprises sur les multiples précautions à prendre. » Dangereux entre des mains malhabiles ou malpropres », le curettage est considéré par eux « comme une opération chirurgicale délicate qui peut avoir affaire à des incidents épineux et inattendus. »

C'est qu'en effet la méthode instrumentale en général n'est pas sans danger, et j'ai en vue ici non seulement la curette, mais encore l'emploi des dilatateurs divergents et surtout des pinces.

M. Pichevin (1) a publié, en 1895, dans les *Annales de gynécologie*, un intéressant travail sur les accidents causés par le curettage utérin, et il a insisté sur les précautions dont on doit s'entourer pour éviter ces accidents, et en particulier sur la nécessité de dilater préalablement la cavité utérine. Dans ces faits, M. Pichevin a eu en vue le curettage en général, que l'utérus soit ou non gravide. Mais les accidents sont encore plus à craindre quand il s'agit d'un utérus puerpéral, car il ne faut pas oublier que la paroi utérine, surtout quand l'organe est infecté, présente parfois une mollesse et une friabilité extrêmes, et qu'elle se laisse perforer avec la plus grande facilité.

Ayant eu à prendre part à une expertise médico-légale à propos d'un curettage malheureux au cours duquel étaient survenus un

---

(1) Pichevin. Des accidents causés par le curage utérin. (*Annales de Gynécologie*, mai 1895, p. 397).

avortement, puis une perforation de l'utérus avec issue d'une anse d'intestin dans le vagin, j'ai relevé dans la littérature un certain nombre de faits analogues sur lesquels il m'a paru utile de rappeler l'attention. Ce sont des blessures graves de l'utérus à l'occasion de manœuvres instrumentales faites dans le but d'enlever des débris abortifs. Un certain nombre de ces faits ont été signalés par M. Pichevin. Dans une remarquable leçon clinique professée récemment à la Maternité, M. Budin y a fait allusion également.

Sans entrer dans tous les détails que comporterait un pareil sujet, je ne veux signaler ici que quelques faits dont l'importance et la notoriété sont telles qu'il est impossible de les passer sous silence.

Le 9 mars 1894, Alberti, de Postdam (1), a fait, à la Société d'obstétrique et de gynécologie de Berlin, une communication sur un cas de perforation de l'utérus avec passage de l'intestin à travers l'orifice de perforation et son étranglement par cet orifice ; il s'agissait d'un avortement avec rétention de débris ovulaires infectés, et l'accident en question se produisit au cours de l'opération faite par l'auteur : curettage et extraction avec une pince à polypes.

A la suite de cette communication, Veit, Orthmann, Olshausen prirent la parole pour citer des accidents analogues qui leur étaient personnels. Martin a rapporté trois cas de sa pratique, où ayant employé des pinces pour extraire des fragments de délivre, il attira l'intestin dans la cavité utérine. Veit a résumé la discussion en déclarant que l'emploi des pinces pour extraire le placenta de l'utérus était éminemment dangereux, qu'on ne devrait jamais recourir à cet instrument sans le guider sur le doigt et qu'en règle générale le mieux était de renoncer absolument, à s'en servir.

Le 26 juin 1894, à la Société obstétricale de Vienne, Fleishmann (2) a communiqué un cas de rétention placentaire postabortive, dans lequel il essaya de faire l'ablation des restes ovulaires avec une pince à polypes. Il s'ensuivit une perforation de l'utérus, à travers laquelle l'instrument entraîna l'intestin.

Mann (3) a publié de son côté trois cas de perforation de l'utérus avec prolapsus de l'intestin, au cours de manœuvres instrumentales faites pour extraire des débris abortifs. L'accident se

(1) ALBERTI. Ein Fall von Perforation des Uterus. (*Centralb. für Gyn.*, 29 septembre 1894, p. 937.

(2) *Centralb. für Gyn.*, 6 octobre 1894, p. 979.

(3) L. Mann. *Amer. Journ. of obstetr.*, mai 1895, p. 603.

produisit dans le premier cas à la suite de l'emploi de la curette tranchante, dans le second il fut le résultat de l'application d'un dilatateur métallique. Je donne ici la traduction du troisième cas, en raison de son étrangeté. « Un jeune praticien soignait une dame pour un avortement. Il dilata l'utérus avec un dilatateur à branches d'acier, puis introduisit une pince ; mais, au lieu de l'œuf, il attira une portion d'intestin grêle. Au lieu d'attendre et de prendre ses mesures pour la laparotomie, il perdit la tête et continua de tirer jusqu'à ce qu'il eut extrait six pieds d'intestin. Il pensait, a-t-il dit, que cet intestin était celui du fœtus ; mais le fœtus n'étant âgé que de trois mois, il est difficile de comprendre qu'il ait pu commettre une pareille faute. Après avoir ainsi attiré l'intestin, voyant qu'il ne pouvait le remettre en place, il en fit la résection, et appela un confrère à son aide. Celui-ci arriva trop tard, et la femme succomba. »

Dans le fait médico-légal dont j'ai parlé plus haut, l'opérateur a déclaré s'être servi d'une curette et de pinces, et c'est avec ces dernières qu'il a amené une anse intestinale dans le vagin.

La conduite à tenir en présence de pareils accidents consiste, lorsque la réduction de l'intestin est impossible, à faire la laparotomie, et à pratiquer, si elle est nécessaire, la résection d'une portion de l'intestin. C'est ainsi qu'ont agi, parfois avec succès, la plupart des opérateurs.

Quoi qu'il en soit, il ressort des faits précédents que, même entre les mains les plus habiles, des accidents d'une extrême gravité peuvent se produire au cours d'une intervention instrumentale entreprise dans le but d'extraire un placenta abortif.

La curette est un instrument aveugle, qui, lorsqu'on se décide à l'employer, ne doit être manié qu'avec la plus extrême prudence. Elle doit être de grande dimension et on ne l'introduira dans l'utérus qu'après une large dilatation du col et en la guidant constamment sur le doigt.

Les pinces sont particulièrement dangereuses, car elles peuvent entraîner l'intestin, comme le prouvent les observations que j'ai rapportées. Aussi vaut-il mieux ne pas s'en servir.

Quant aux dilatateurs métalliques divergents, il semble que leur emploi doive être également abandonné.

Pour toutes ces raisons, je crois pouvoir conclure que le véritable traitement de la rétention du placenta après l'avortement, dans le cas où il est indiqué d'intervenir, réside dans le curage digital, pratiqué après dilatation large du col et sous le chloroforme. La curette ne doit être employée, qu'exceptionnellement, et toujours sous le contrôle du doigt. Les pinces doivent être proscrites, et l'extraction des débris placentaires décollés pourra être beaucoup plus avantageusement faite par le procédé d'expression de M. Budin. Enfin, l'écouvillonnage soigneux de la cavité utérine est le complément obligé du curage digital.

Cette pratique n'est pas celle qui a été suivie rigoureusement à la maternité de Lariboisière, où la curette, sinon la pince, a été employée un certain nombre de fois. Mais, en raison des accidents possibles, sur lesquels j'ai suffisamment insisté, je suis décidé à restreindre de plus en plus l'usage de ces instruments dans le traitement de l'avortement incomplet.

D'ailleurs je ne puis donner de meilleure preuve de l'excellence du traitement que je viens d'indiquer (curage digital et écouvillonnage) qu'en rappelant ici la statistique de M. Budin à la Maternité, où il a recours exclusivement à cette méthode.

Voici les chiffres de M. Budin, tels qu'il les a exposés dans la leçon clinique à laquelle j'ai déjà fait allusion :

En 1895, à partir du 10 janvier, jour où il a pris le service à la Maternité, 76 femmes sont entrées pour des avortements; en 1896, il en a été reçu 109 et, dans les quatre premiers mois de 1897, 45.

Sur ces 230 cas, 49 femmes avaient de l'élévation de température soit au moment de leur entrée, soit après leur admission.

Quatre femmes sont mortes.

1895. N° 1480 : femme apportée exsangue; son avortement était complètement fait; elle n'a pu être ranimée malgré tous les soins qui lui ont été donnés; elle est morte 3 heures après son entrée.

1896. N° 2485 : femme apportée dans un état extrêmement grave; son avortement était totalement fait, elle était infectée et avait beaucoup perdu. Pouls 160; abaissement de température. Je voulais me rendre à l'hôpital, mon interne me dit qu'elle était agonisante et que j'arriverais probablement après sa mort. Il fit immédiatement l'écouvillonnage et lui donna tous les soins nécessaires; elle fut ranimée, mais succomba ensuite à l'infection.

1897. Février. Femme apportée après avoir fait un avortement criminel complet, il ne restait rien dans la cavité utérine. Depuis huit jours, elle avait 39° de température, et recevait les visites d'un étudiant en médecine étranger, malgré les soins qui lui furent donnés par M. le Dr Boissard, en mon absence, il fut impossible de la sauver.

1897. N° 645. Femme reçue arrivée à la période ultime d'un ictère grave. Elle fit, in extremis, un avortement complet, sans perdre pour ainsi dire une goutte de sang.

Donc un décès dû à l'ictère grave et 3 décès consécutifs à l'avortement : dans ces trois cas l'avortement était complet avant l'entrée à l'hôpital, on n'a pas eu à intervenir pour lui et on n'a pu sauver les femmes qui se trouvaient dans l'état indiqué ci-dessus.

Toutes les autres femmes ont guéri.

En terminant, je tiens à dire un mot de l'administration du sulfate de quinine, déjà préconisée par Cordes, de Genève, par Doléris et plus récemment par M. Schwab (1), pour hâter l'expulsion du placenta. Les recherches de M. Schwab, faites en partie dans mon service, ont montré l'efficacité de ce médicament comme ecbolique dans un certain nombre de cas. Il est vrai que, dans quelques cas aussi, j'ai vu son action échouer.

Mais, en somme, quand l'expulsion du placenta tarde à se faire et quand rien ne motive une intervention, il n'y a que des avantages à prescrire le sulfate de quinine, qui doit être donné à la dose minima de un gramme. On réussira ainsi assez souvent à provoquer la sortie rapide du placenta. C'est là un moyen simple et inoffensif, auquel on n'hésitera pas à recourir en présence d'une rétention placentaire qui se prolonge et dont les conséquences sont toujours aléatoires.

(1) Schwab. De l'emploi du sulfate de quinine dans l'avortement incomplet. *L'Obstétrique*, 15 mai 1897, p. 298.

PARIS. — IMPRIMERIE F. LEVÉ, RUE CASSETTE, 17

www.ingramcontent.com/pod-product-compliance
Lightning Source LLC
Chambersburg PA
CBHW070722160726
47998CB00025BA/1489